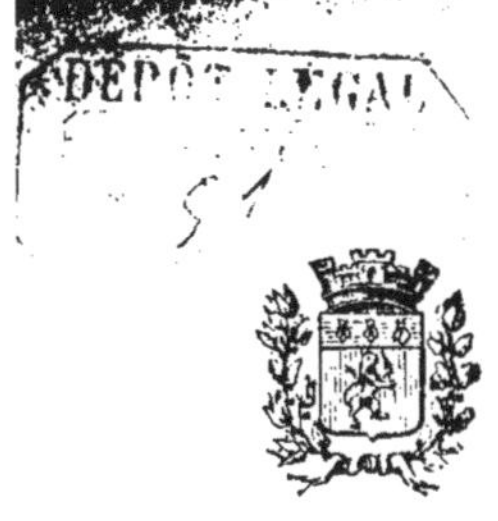

Dr F. LARRIVÉ

DES

ACCIDENTS NERVEUX

CONSÉCUTIFS AUX TRAUMATISMES

LEUR NATURE
ET LEURS CONSÉQUENCES
AU POINT DE VUE MÉDICO-LÉGAL

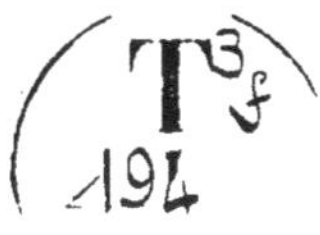

Imp. Jevain, Lyon.

DES

ACCIDENTS NERVEUX

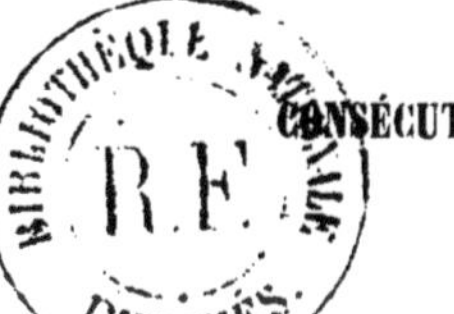

CONSÉCUTIFS AUX TRAUMATISMES

LEUR NATURE

ET LEURS CONSÉQUENCES AU POINT DE VUE MÉDICO-LÉGAL

AVEC DEUX PLANCHES INTERCALÉES DANS LE TEXTE

DES

ACCIDENTS NERVEUX

CONSÉCUTIFS AUX TRAUMATISMES

LEUR NATURE

ET LEURS CONSÉQUENCES AU POINT DE VUE MÉDICO-LÉGAL

AVEC DEUX PLANCHES INTERCALÉES DANS LE TEXTE

PAR LE

Docteur F. LARRIVÉ

ANCIEN INTERNE A L'ASILE D'ALBIGNY (RHONE)
MÉDECIN ADJOINT DE LA MAISON DE SANTÉ DE MEYZIEU (ISÈRE)

LYON
IMPRIMERIE X. JEVAIN
Rue François-Dauphin, 18

1898

INTRODUCTION

Louyer-Villermay, au commencement de ce siècle, prétendait que Hoffmann avait commis une grave erreur de diagnostic en reconnaissant comme hystérique un jeune homme de seize ans. C'était nier l'hystérie masculine. Quelques années plus tard, en 1821, Georget, reprenant les idées de Sydenham, déclarait nettement que « l'hystérie n'a plus son siége dans l'utérus, mais dans le cerveau, et que les hommes y sont aussi bien sujets que les femmes. » Le problème était posé : il suscita des discussions sans nombre. C'est à l'école française, néanmoins, que revient la gloire d'avoir clairement dépeint les symptômes de l'hystérie et délimité son domaine ; c'est grâce aux travaux de Charcot et de ses éléves que l'hystérie masculine est admise sans conteste et ses causes reconnues souvent fort vulgaires.

Notre but, dans ce travail, est d'étudier l'un des agents provocateurs de l'hystérie le plus fréquent, le *traumatisme.* A chaque page, dans la pathologie, les violences extérieures sont considérées comme l'une des causes les moins contestables de diverses lésions de l'organisme. Le traumatisme altère les tissus, et constitue un lieu de moindre résistance où s'édifiera la production morbide. « On ne compte plus, dit Reclus, les faits où un coup a provoqué un cancer chez un arthritique, un abcès froid chez un tuberculeux, une gomme chez un syphilitique. » Il est certain que le traumatisme céphalique, les chocs reçus sur la tête, ont une influence sur le développement de la tuberculose méningée, de même que le traumatisme a une influence réelle sur le développement de la tuberculose pulmonaire. Actuellement, les neurologistes sont d'accord pour reconnaître l'existence *d'un état névropathique* manifesté par des troubles variés, et dont le point de départ évident est *un traumatisme:* nous avons nommé *l'hystéro-neurasthénie traumatique.* Les opinions diffèrent relativement à la nature de cette affection, à ses manifestations et ses conséquences. Nous considérerons donc cette névrose au double point de vue médical et médico-légal. Une première partie comprendra :

I. — *Historique.*
II. — *Etiologie.*
III. — *Anatomie pathologique.*
IV. — *Symptomatologie.*
V. — *Diagnostic.*
VI. — *Pronostic et traitement.*

Dans une deuxième partie, nous examinerons les conséquences des troubles fonctionnels ou organiques provoqués par l'hystéro-neurasthénie traumatique et quelle doit être, en pareil cas, la conduite du médecin-expert appelé à formuler un pronostic et à éclairer la justice dans l'appréciation de l'incapacité et du dommage causé.

Guidé dans nos études et nos travaux par M. le Professeur Lacassagne, notre Président de thèse, nous le prions de vouloir bien agréer nos respectueux hommages, l'expression de notre vive gratitude et nos sincères remerciements. Aux côtés de ce Maître éminent, nous avons appris quel rôle difficile et délicat est celui du médecin-expert. « La médecine légale, nous disait-il dans son cours d'ouverture sur *les erreurs judiciaires*, n'est point une science, mais un art. » Nous n'oublierons ni ses conseils, ni ses leçons.

M. le Dr Boyer, professeur agrégé, Médecin-expert près les Tribunaux, nous a toujours témoigné des marques de bienveillant intérêt et de réelle amitié. Il a mis à notre disposition deux rapports qui forment la base de notre étude médico-légale et la partie intéressante de ce travail. Nous lui en sommes profondément reconnaissant.

C'est à M. le Dr Drivon, médecin des hôpitaux, que nous sommes redevable d'une large part de nos observations. Il nous a autorisé à les recueillir et nous a aidé de ses connaissances cliniques. Nous le remercions de ses leçons au lit du malade, et sommes heureux de lui adresser ici l'expression de notre respectueuse sympathie.

Pendant notre internat à l'asile d'Albigny, M. le

Dr Molard et M. le Dr Rondet nous ont fait profiter de leur expérience de clinicien, ils nous ont appris ce qu'est un malade et ce que doit être le médecin dans sa dure carrière toute de probité. Nous leur exprimons nos hommages de respectueuse reconnaissance.

M. le Dr Jacqueau, chef de clinique ophtalmologique, et M. Et. Martin, interne des hôpitaux, préparateur au laboratoire de médecine légale, tous deux camarades dévoués, ont bien voulu nous donner des conseils utiles pour les recherches que nous avons entreprises. Nous les remercions de leur précieux concours.

PREMIÈRE PARTIE

CHAPITRE PREMIER

HISTORIQUE

Avant d'entrer dans le fond du sujet, nous devons dire ce que l'on entend par *hystéro-traumatisme*, et donner la signification des mots *shock nerveux* et *shock traumatique* que nous trouverons souvent répétés. C'est, du reste, par la définition même de l'affection que l'on pourra juger de la diversité des opinions et les apprécier comme il convient.

Pour Charcot, « on appelle *hystéro-traumatisme* l'hystérie développée sous l'influence du traumatisme et de cet état qui en dérive, le *shock nerveux*, tout différent de ce qu'on appelle le *shock traumatique*, accident toujours grave des grandes blessures et souvent mortel, tandis que le shock nerveux ne présente aucune gravité en lui-même, en ce qui touche la vie du malade, du moins. » Telles sont les idées du maître rapportées par M. G. Guinon, dans sa thèse sur « *les agents provocateurs de l'hystérie.* » De plus, ajoute M. Gilles de la Tourette, le *traumatisme ne produit ses effets que lorsqu'il agit sur les héréditaires prédisposés.* En un mot, l'*hystéro-traumatisme est la névrose développée sous l'influence du traumatisme et du shock nerveux qui en dérive*, c'est-à-dire *de cet état dans lequel se trouve un individu qui vient d'être victime d'une secousse matérielle quelconque, état caractérisé par une série de symptômes tant psychiques que somatiques.*

Tout autre est l'opinion de M. le professeur Grasset. Pour lui, l'*hystéro-traumatisme* est une névrose générale et plus spécialement cérébrale, appartenant à la famille des hystéries, et développée par le traumatisme chez un sujet *dont la prédisposition ne s'est pas nécessairement affirmée antérieurement par son histoire personnelle ou par son hérédité.* Cette névrose est caractérisée par un groupe de manifestations névrosiques, généralement tenaces, survenant à l'occasion d'un choc physique ou moral, et *reproduisant tout ou partie de la symptomatologie de l'hystérie*, le plus souvent *avec un élément neurasthénique surajouté.*

Il est donc admis, tout d'abord, que le traumatisme est la cause du shock nerveux. Mais là où les opinions diffèrent, c'est quand il s'agit de faire jouer à l'hérédité et à la prédisposition le rôle prépondérant dans le développement de l'hystéro-traumatisme, ou de les considérer comme des éléments secondaires de cette névrose. Autour de ces deux idées se sont groupées les opinions des neurologistes anglais, allemands et français. D'une part, on soutient que les troubles fonctionnels du système nerveux n'ont de spécial que la cause qui les engendre, le traumatisme, et qu'une analyse clinique approfondie en démontre l'identité parfaite avec les symptômes de l'hystérie et de la neurasthénie spontanées (1). D'autre part, l'hystéro-traumatisme serait une entité morbide distincte, une névrose spéciale, la *névrose traumatique*. Telles sont les opinions soutenues par les diverses écoles.

L'*école allemande*, avec Thomsen, Bernhardt, Leyden et Oppenheim, considère la névrose consécutive au traumatisme comme une névrose à part, tenace et rebelle à tout traitement. Pas d'hérédité, pas de prédisposition. Oppenheim et Beard insistent sur la dépression physique et mentale que l'on constate chez les traumatisés. Strümpell croit à des lésions des centres nerveux, mais il ne peut prouver par des autopsies la véracité de son affirmation.

En *Angleterre*, Erichsen veut que la cause unique des phénomènes nerveux soit l'inflammation de la moelle et de ses enveloppes, une *méningo-myélite*. Pour Page, chirurgien de la London and North Western Company, le cerveau est « le siège principal des troubles fonctionnels observés ; le *railway-brain* (commotion du cerveau) remplace le *railway-spine* (commotion de la moelle)... L'opinion générale qui se dégage de l'ouvrage de Page est que la neurasthénie et l'*hystérie* sont les principaux facteurs constitutifs du railway-brain (2). » En *Amérique*, Walton

(1) Bouveret, *La neurasthénie*, Paris 1890.
(2) Gilles de la Tourette, *Traité de l'hystérie*, t. I, Paris, 1891.

et Putnam abordent la question médico-légale et reconnaissent les signes de l'hystérie dans les accidents nerveux observés après un traumatisme.

Nous savons quelles idées professe l'*école française* avec Charcot : « L'hérédité est la dominante étiologique de l'hystérie ; en dehors d'elle, nous ne trouverons plus que les *agents provocateurs* de son éclosion. » Quant à M. Grasset « la névrose traumatique diffère de l'hystérie par la fixité, la ténacité et aussi l'adjonction commune d'un état mental particulier qui touche à la mélancolie et à l'hypocondrie et qu'on ne retrouve pas chez les hystériques. Elle se rapproche de l'hystérie sans se confondre avec elle (1). Tous ces travaux ont été parfaitement analysés, pendant ces dernières années, par M. Fabre, de Paris, M. Billon, de Montpellier, et M. Guillemaud, de Lyon. M. Blum, médecin en chef de la Cie P.-L.-M., et M. Bouveret partagent l'opinion de l'école de la Salpêtrière : le premier auteur croit à la guérison de l'hystéro-neurasthénie traumatique et le second porte un pronostic bien moins favorable.

En étudiant l'étiologie et l'anatomie pathologique de la névrose traumatique, nous verrons quelle part est faite au traumatisme par les divers neurologistes et quelles sont les lésions qu'il développe.

(1) Guillemaud, *Des accidents de chemins de fer et de leurs conséquences médico-judiciaires*, Lyon, 1891.

CHAPITRE II

ÉTIOLOGIE

De par définition nous savons que, pour la majorité des auteurs, un *traumatisme*, ou plutôt une *lésion matérielle*, quels que soient son siège et son intensité, est nécessaire à l'apparition de la névrose traumatique. Ces traumatismes ont été surtout observés dans les accidents de chemin de fer (*railway-spine*, *railway-brain*, des Anglais et des Américains), tamponnements, collisions, déraillements, et aussi dans de simples chutes, à la suite de coups, de rixes, coupures, brûlures, etc. Il semblerait, d'après Erichsen que, lorsque le choc a produit une fracture, une luxation, un écrasement, en un mot, une blessure grave, l'intensité des phénomènes nerveux subséquents ait été moins accusée, il y aurait là comme une dérivation de la commotion nerveuse.

Quant à l'influence du *siège* du traumatisme sur les phénomènes morbides observés, tout ce que l'on peut dire, en l'état actuel de la science, c'est que parfois il semble exister une corrélation entre le siège de ce traumatisme et le point d'apparition des troubles sensitivo-moteurs. Lorsque c'est la tête qui a été traumatisée, il n'y a plus aucun rapport entre le siège du choc et la localisation des symptômes.

Il nous semble résulter de l'analyse attentive des faits que, dans le traumatisme, c'est l'élément *surprise*, frayeur, qu'il faut incriminer avant tout. Bien plus, cet *élément moral* seul peut, sans lésion matérielle, créer toute la névrose ; autrement dit, c'est le facteur *émotion* qui, dans la genèse de la maladie, joue, par sa constance et son invariabilité, le rôle de *cause nécessaire* (1). En effet, après les traumatismes en quelque sorte prévus (blessures de guerre, duels), l'hystéro-traumatisme est fort rare. « La statistique, dit M. Vibert, comprend beaucoup d'hommes de 40 à 60 ans, calmes, anciens militaires, ayant été exposés sans inconvénients à d'autres dangers », qui sont devenus hystéro-traumatiques après un accident de minime importance. Il faut donc retenir que l'*état névropathique n'est pas en raison directe de l'intensité du traumatisme matériel.* L'agent extérieur, répétons-le, est insuffisant pour provoquer la névrose, mais, à lui seul, le *shock mental* peut faire apparaître toute la maladie.

Cette opinion a été soutenue par l'anglais Page et par certains Allemands qui décrivent ces accidents, l'un sous le nom de *Fright Neurosen* (névroses par frayeur) et les autres sous celui de *Schrecklähmungen* (paralysies par frayeur).

Nous nous rallions complètement à cette opinion,

(1) Nous ne dirons cependant pas, avec Charcot, que l'auto-suggestion seule explique la production de l'état névropathique, car le malade ne peut pas « penser » certains troubles d'une pathologie trop spéciale.

car, très nombreuses sont les observations où il est indéniable que l'émotion morale seule a été la cause des phénomènes produits. Pour ne citer qu'un fait, M. Blum, médecin en chef de la Cie P.-L.-M., rapporte avoir constaté le développement de la névrose chez des mécaniciens « qui n'ont eu que pendant quelques instants la notion claire d'être exposés au danger mortel d'une rencontre, et qui sont cependant arrivés à arrêter le train avant la production de la collision, et, par conséquent, n'ont été exposés à aucune lésion matérielle (1). »

Il serait donc à souhaiter que l'on trouvât une dénomination à la fois plus précise et plus complète que *névrose traumatique*, *hystéro-traumatisme* ou *hystéro-neurasthénie traumatique*, pour désigner l'ensemble des accidents nerveux produits tantôt par une lésion matérielle, tantôt surtout par une seule *émotion morale*, un *shock mental*. Ce mot devrait laisser à l'élément moral la part, pour nous, prépondérante qui lui revient, le mot *traumatisme* impliquant uniquement, en effet, l'idée de lésion *matérielle*, *somatique*, au lieu de *troubles psychiques*, *sine materiâ*. Résumant l'étiologie, la pathogénie et la nature de l'affection, nous nous permettrons de l'appeler la *névrose émotivo-postaccidentelle*.

Envisageons actuellement le rôle de l'*âge*, du *sexe*, de la *profession* et du *genre de vie* des individus dans l'évolution de cette névrose.

(1) Dr Albert Blum, *De l'hystéro-neurasthénie traumatique*, Paris, 1893.

Les enfants et les vieillards, chez lesquels la juste appréciation du danger couru est moins nette que chez l'homme fait, sont des sujets peu aptes à réaliser l'affection. Le *sexe* est indifférent : son influence est plutôt d'ordre social, c'est-à-dire que l'homme, par ses travaux et son *genre de vie*, surtout dans les professions périlleuses, est plus exposé que la femme aux accidents de toutes sortes et aux émotions qu'ils entrainent.

Avec l'*hérédité*, nous abordons la partie la plus discutée de la question, celle qui, jusqu'ici, a nettement divisé les neurologistes des différentes écoles.

L'école de la Salpêtrière considère l'hérédité comme cause efficiente, et *sine quâ non*. Charcot et ses élèves veulent que tout malade présentant des troubles nerveux consécutifs à un accident soit un *prédisposé* ou un *héréditaire*.

L'école de Montpellier, avec le professeur Grasset, et l'école allemande, avec Thomsen et Oppenheim, soutiennent que la tare nerveuse, *préexistante* ou *latente*, n'est pour rien dans l'étiologie de l'hystéro-traumastisme.

A notre avis, nous ne pouvons admettre que toute névrose d'origine traumatique implique forcément l'*hérédité* ou la *prédisposition*. D'abord, sur vingt et un malades de la Salpêtrière, Charcot n'en cite que sept ayant présenté des antécédents nerveux certains. En second lieu, nos deux observations, pas plus que celle de M. Sibut rapportée dans le Journal la *France médicale* (12 mars 1897), ne nous ont permis de retrouver l'antériorité d'une tare nerveuse ; de simples convulsions dans l'enfance chez le malade de notre observation II. Tout ce que l'on pourrait soutenir, c'est que le traumatisme a frappé la victime de l'accident dans un moment de moindre résistance sensitivo-sensorielle, ou encore, que l'individu présentait une *prédisposition* (en prenant ce terme dans son sens le plus large) qui, la plupart du temps, n'a jamais revêtu les allures d'une affection nerveuse bien déterminée.

Mécanisme. — Nous devons maintenant relater les diverses opinions émises pour expliquer la façon dont le traumatisme altère les tissus, ou provoque seulement une commotion cérébrale.

Pour Erichsen, Erb et Leyden, « la cause unique des phénomènes serait l'*inflammation de la moelle et de ses enveloppes*. S'il existe des troubles cérébraux, c'est que l'inflammation des méninges spinales s'est étendue aux méninges cérébrales. La moelle domine la pathologie du *railway-spine* (1). Leudet met tout sur le compte de la *congestion médullaire*. Bénédickt prétend qu'il y a « *un décollement du tissu cellulaire lâche* du système nerveux par la commotion mécanique, d'où troubles circulatoires, nutritifs. » (2). Vibert admet surtout *l'action directe* du traumatisme sur l'encéphale. M. le professeur Lacassagne dit « que les paralysies et les anesthésies, quand il y en a, sont dues à une lésion médullaire *(myélite diffuse* ou *transverse).* » Enfin Putnam et

(1) Gilles de la Tourette, *Traité de l'hystérie*, t. I, Paris, 1891.
(2) Guillemaud, *Des accidents de chemins de fer et de leurs conséquences médico-judiciaires*, Lyon, 1891.

Walton voient dans le traumatisme la cause occasionnelle de l'hystérie.

Nous connaissons déjà les idées de l'école de la Salpêtrière et de l'école de Montpellier.

Pour nous, nous pensons avec Russel Reynolds que tous les troubles de la motilité ou de la sensibilité peuvent simplement *résulter de l'émotion* ou *dépendre de l'idée* (dépendent of idea). Nous croyons donc que l'on se trouve en présence, non pas d'une lésion de la substance nerveuse encéphalique ou médullaire, mais d'un trouble le plus souvent dynamique *sine materiâ* cause de tous les phénomènes morbides. L'un de nos arguments les plus probants, c'est que la disparition de certains troubles (anesthésies, paralysies), voire même la guérison complète, peuvent être obtenues par la métallothérapie, ou survenir à la suite d'une seconde émotion violente ou d'une simple suggestion.

CHAPITRE III

ANATOMIE PATHOLOGIQUE

Pour être complet, bien que l'on connaisse déjà notre opinion sur la nature de la *névrose émotivo-postaccidentelle*, nous passerons en revue, malgré leurs conclusions plutôt *à priori*, les divers travaux des anatomo-pathologistes. L'absence d'autopsie démonstrative nous autorise à parler ainsi.

Nous savons quelles sont, sur ce sujet, les idées de Leyden, Erb, Erichsen, Bénédickt, Vibert et celles de M. le professeur Lacassagne. Charcot et son Ecole professent « qu'il y aurait très probablement dans l'encéphale non des lésions destructives organiques, en foyer, mais des lésions dynamiques fonctionnelles *sine materiâ*, des lésions dont les détails échapperaient à nos moyens d'investigation (1). »

Pour le professeur Grasset, ces lésions de l'encéphale *sine materiâ*, si elles existent, seraient forcément réparties dans certaines régions spéciales suivant chaque cas particulier, ce qui permettrait de rejeter complètement l'hypothèse de l'auto-suggestion. Pour expliquer quelques phénomènes bizarres sur lesquels les autopsies ne révèlent absolument

(1) Billon, *Considérations sur l'hystéro-traumatisme*, th. de Montpellier, 1891.

rien, notamment la répartition segmentaire de la paralysie et de l'anesthésie, le Professeur de Montpellier émet l'hypothèse suivante :

« L'hémianesthésie d'origine cérébrale présente une dissociation symptomatique très remarquable, la sensibilité reparaissant ici et pas là, comme si la capsule interne renfermait des fibres spéciales pour chacune des grandes zones du corps, fibres qui pourraient être excitées séparément et reprendre individuellement leurs fonctions (1). » En somme, M. Grasset croit à des lésions simplement dynamiques de l'encéphale.

M. le professeur Pierret croit qu'il y a des troubles anatomiques consistant surtout en des hémorragies autour des vaisseaux. Ces troubles vasculaires seraient de deux ordres :

1° *Troubles dynamiques*, c'est-à-dire spasme des petits vaisseaux lequel, s'il dure plus de quinze à vingt minutes, peut amener une mort physiologique des éléments.

2° *Troubles anatomiques*, rupture secondaire possible des vaisseaux consécutive à une paralysie avec dilatation.

A la première phase correspondraient l'anémie, la perte de connaissance, et à la seconde, les phénomènes inflammatoires.

Seeligmüller rapporte le résultat d'une autopsie d'un hystéro-traumatique, autopsie ayant révélé la présence d'un piqueté hémorragique au niveau de l'encéphale.

(1) Billon, *loc. cit.*, p. 50.

Ces jours derniers, nous trouvons, rapportées dans la *Revue neurologique* les expériences entreprises sur les animaux par Luzenberger de Naples, et leurs résultats. Nous les reproduisons *in-extenso* (1).

« Les relations anatomo-pathologiques de lésions positives du système nerveux rencontrées dans les autopsies de malades chez lesquels on avait diagnostiqué pendant la vie la *névrose traumatique* (comme on appelle en Allemagne cette forme spéciale d'hystéro-neurasthénie qui a lieu après des accidents) se répétant toujours plus souvent (Sperling, Kronthal, Schmaus, Friedmann, Dinkler, Westphal fils), l'auteur a voulu tenter la solution du problème par la voie expérimentale.

« Il a pratiqué chez des cobayes le martelage du crâne jusqu'à produire l'épilepsie, qui servait de contrôle sur l'effet de l'action traumatique ; puis il laissait vivre les animaux jusqu'à ce qu'ils fussent remis complètement de toute lésion apparente et, après quelques semaines, il les tuait avec du chloroforme pour étudier le système nerveux central par les méthodes les plus exactes (Nissl, Marchi, Weigert).

« Chez tous les animaux étudiés, il put constater des altérations plus ou moins profondes, bien qu'en vie ils ne présentassent plus rien d'appréciable.

« Les lésions principales sont :

« 1° Les premiers jours après le traumatisme :

« *a*) Des lacérations du tissu nerveux spécialement dans les environs du canal central encéphalo-rachidien

(1) *Revue neurologique*, 15 nov. 97, *Contribution à l'anatomie pathologique du traumatisme nerveux*, par Luzenberger, de Naples.

avec déplacement (pseudo-hétérotopie) de la substance grise voisine ;

« *b)* Une disposition spéciale de la substance plus fortement colorée dans les cellules des couches corticales du cerveau que l'auteur appelle *polarisation cellulaire*, clairement vérifiable dans les sections étudiées avec la méthode de Nissl.

« 2° De 6 à 8 semaines après le traumatisme :

« *c)* Une dilatation des vaisseaux capillaires dans les couches corticales du cerveau, dans la moelle allongée et dans la région cervicale de la moelle épinière ;

« *d)* Des plaques sclérosées (de névroglie hypertrophique) dans les environs de la substance grise pseudo-hétérotopique ;

« *e)* Des dégénérescences primitives non systématisées des fibres nerveuses tant dans les cordons spinaux que dans les racines des nerfs cérébraux. »

Jusqu'à plus ample informé, on ne peut qu'enregistrer les résultats de Luzenberger. En attendant des autopsies concluantes permettant d'admettre des lésions anatomiques comme cause de l'hystéro-traumatisme, nous persistons à croire que des lésions dynamiques seules peuvent produire toute la névrose.

Pour terminer, nous rapellerons ici la thèse soutenue par M. le professeur Lépine pour expliquer les phénomènes hystériques, et qui nous permet de comprendre le rapidité de leur éclosion. Il s'agit du *défaut de contact momentané* des prolongements protoplasmiques et cylindraxiles des neurones, pouvant donner lieu, dans la voie sensitive, à l'anesthésie, dans la voie motrice, à la contracture.

CHAPITRE IV

SYMPTOMATOLOGIE

Le traumatisme, nous l'avons vu, est la cause du shock nerveux d'où résulte l'ébranlement matériel des centres nerveux, encéphaliques ou médullaires, ou plutôt la cause de l'élément surprise et frayeur. C'est à partir de ce moment que le problème devient fort complexe, et qu'il est nécessaire de pratiquer un examen méthodique du malade pour ne point s'égarer dans la recherche et l'explication des phénomènes nerveux qu'il présente. Fort souvent, par leur groupement, les symptômes accusés ne sont pas conformes aux données de la pathologie générale. De plus, par leur nombre et leur diversité, on serait tenté de mettre quelques-uns de ces symptômes sur le compte de l'exagération ou de la simulation. Et cependant, dans la majorité des ces, il n'en est rien. Nous éluciderons cette question dans la deuxième partie de notre travail consacrée à la névrose traumatique au point de vue de ses conséquences médico-judiciaires.

Actuellement, en étudiant attentivement les deux observations que nous avons recueillies dans le service de M. le Dr Drivon, médecin des hôpitaux, nous voulons nettement décrire les symptômes dûs au traumatisme, symptômes se traduisant par des troubles *somatiques,* c'est-à-dire troubles de la sensibilité, de la motilité, des organes des sens, et en outre par des troubles *psychiques,* dépression cérébrale, amnésie, perte du jugement et de la volonté.

Nous trouverons aisément des symptômes communs à l'hystérie et à la neurasthénie, symptômes parfaitement caractérisés; mais nous reconnaîtrons aussi que l'un de ces malades présente des troubles fonctionnels trop accusés pour ne dépendre que de ces deux névroses, et que le traumatisme, quelle que soit son intensité, est plus qu'une cause occasionnelle, mais peut-être bien toute la maladie la *névrose traumatique*, la *névrose émotivo-postaccidentelle* comme nous l'appelons, affirmant une fois encore la prédominance du shock mental.

Ces deux observations nous permettront d'énumérer et de discuter les symptômes de cette névrose.

Observation I (Personnelle).

(*Hôtel-Dieu. — Service de M. le Dr Drivon, médecin des Hôpitaux; M. Et. Martin, interne.*)

Cé.... Claude, 31 ans, employé.

Antécédents héréditaires. — Père, âgé de 66 ans, a eu un rhumatisme articulaire aigü, il y a vingt ans; depuis il n'a jamais fait d'autre maladie. Mère, 67 ans, bien portante; deux frères en bonne santé.

Antécédents personnels. — Le malade n'accuse aucune affection antérieure. Pas de convulsions dans l'enfance ; ni syphilis, ni alcoolisme. Marié, sans enfants, pas de fausses couches.

Historique de la maladie. — Le 26 avril 1896, le nommé Cé..... reçut sur le côté droit de la tête un sac de farine que l'on montait avec une poulie : il fut renversé, et après l'accident, il éprouva de la gêne dans les mouvements de la tête, la vue s'obscurcit, mais il continua néanmoins son travail.

En décembre 1896, il éprouva tout à coup une céphalée violente, en même temps qu'il s'opérait chez lui un brusque changement de caractère, avec de la mélancolie, des idées de persécution vis-à-vis des individus qui l'entouraient. De ce moment, la maladie s'accentue; la mémoire lui fait défaut, à tel point que le malade ne peut dire la date de son mariage, de son accident, voire même le nom du mois dans lequel il se trouve.

A la suite de ces troubles psychiques, les troubles somatiques apparaissent. Le malade perd ses forces, et ses jambes ne peuvent presque pas le porter.

Il entre à l'Hôtel-Dieu le 18 mars 1897 dans le service de M. le d^{r} Drivon.

Etat actuel. — 1° *Troubles psychiques*, marqués par une neurasthénie très accentuée. Idées noires ; le malade pleure facilement, surtout quand on lui adresse la parole. Troubles de la mémoire, portant plus particulièrement sur les événements récents et sur les dates. Céphalée violente.

2° *Troubles somatiques.* — A. *Sensibilité:* considérablement amoindrie sur tout le corps, mais l'anesthésie porte principalement sur les membres. La sensibilité *au tact* n'a pas complètement disparu, mais la sensibilité *à la douleur* est abolie aux membres supérieurs et inférieurs, sauf à la plante des pieds et à la paume des mains.

On peut traverser la peau avec une épingle sans que le malade éprouve la moindre sensation douloureuse. Anesthésie pharyngée très marquée.

B. — *Léger tremblement en masse* des membres supérieurs et inférieurs, plus accentué aux mains, et s'exagérant un peu dans les mouvements volontaires.

C. — *Réflexes cutanés :* normaux,

Réflexes rotuliens : notablement exagérés.

Pas de trépidation épileptoïde. Rien de particulier aux membres supérieurs.

D. — Pas de zones hystérogènes dans les fosses iliaques. La sensibilité testiculaire est normale. Pas de clou hystérique. On constate des zones douloureuses dans la région dorsale.

E. *Troubles moteurs.* — Le malade est atteint d'une paraplégie spasmodique : la marche est difficile, hésitante; les jambes tremblent et plient sous le poids du malade. S'il ferme les yeux, il ne peut plus garder l'équilibre et il se sent attiré en arrière.

F. — *Organes des sens.* — Le *goût* est altéré : le poivre n'est pas reconnu.

Ouïe. — Bourdonnements dans les oreilles : souvent, le matin, le malade est complètement sourd. Il n'entend pas à plus de dix centimètres le tic-tac de la montre.

Vue. — Acuité visuelle : OD = 1/20; OG = 1/15.

Rétrécissement du champ visuel. — Comme l'indique la figure A de la planche I, le champ visuel OD est généralement rétréci pour le *blanc*, avec prédominance très accentuée du côté temporal. Pour le *rouge*, le *bleu* et le *vert*, confusion à peu près complète, du côté temporal également, à l'intersection des lignes. Pour le *vert*, champ visuel rétréci en bas et en dedans.

OG. Champ visuel rétréci du côté opposé.

Pour les deux yeux, la gradation descendante est *blanc*, *rouge*, *bleu* et *vert*, tandis que normalement la gradation est *blanc*, *bleu*, *rouge* et *vert*.

Planche I.

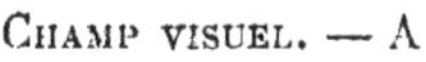

CHAMP VISUEL. — A

Obs. I. — Cé... C.

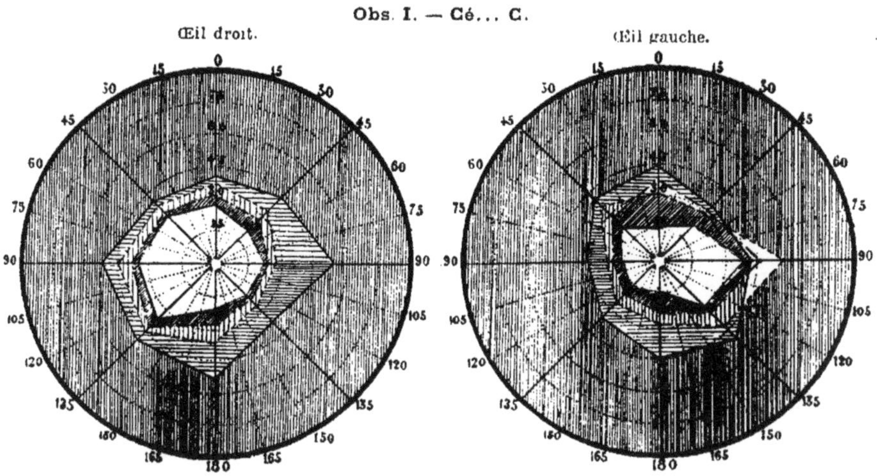

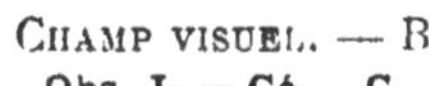

CHAMP VISUEL. — B

Obs. I. — Cé... C.

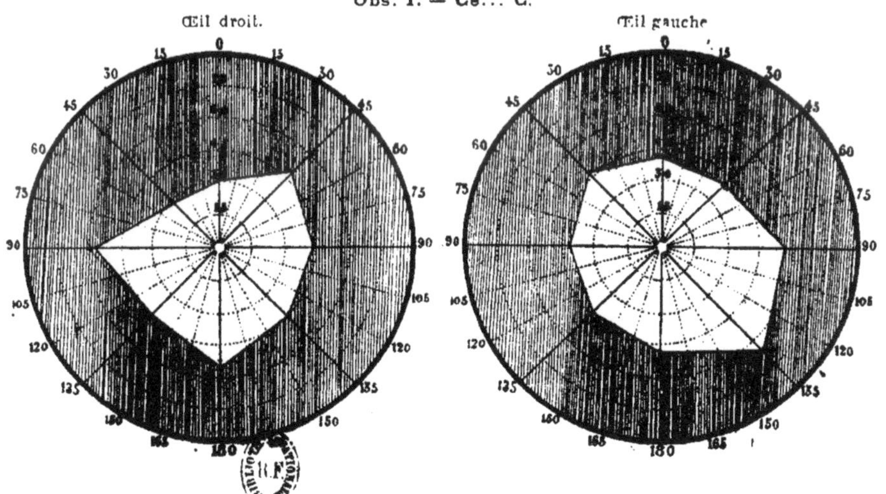

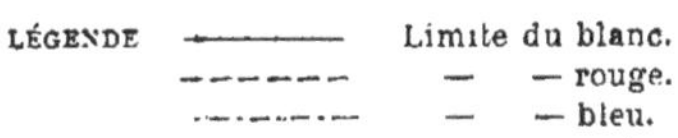

LÉGENDE — Limite du blanc.
— — rouge.
— — bleu.
— — vert.

Organes internes. — Rien de particulier.

Le 28 mai 1897, le malade quitte l'Hôtel-Dieu. Son état ne s'est guère amélioré : les troubles psychiques n'ont pas disparu. Cependant, l'acuité visuelle est meilleure :

OD = 1 OG = 4/5

La recherche du champ visuel, que nous pratiquons le 26 mai, donne un rétrécissement moins considérable, comme l'indique la figure B. Le *rouge* se confond avec le *blanc.* Le *vert* et le *bleu* donnent toujours un champ visuel très rétréci, mais, à ce moment, la couleur que le malade distingue le moins est le *bleu* au lieu du *vert* primitivement.

N. B. — Deux mois après son accident, le malade, nous raconte sa femme, aurait pris chez son coiffeur une crise convulsive avec sensation de suffocation et perte de connaissance. Il aurait gesticulé et crié. Hémiplégie gauche consécutive de courte durée. Quelques temps après, un soir en se couchant, nouvelle crise semblable non suivie d'hémiplégie.

Traitement : Bains tièdes et valériane (deux grammes par jour, en prises).

28 juillet 1897. — Le malade entre une seconde fois dans le service. Pas de changement dans son état. Idées noires, perte de la mémoire. Il quitte l'Hôtel-Dieu le 18 août, sans amélioration.

Entre le premier et le deuxième séjour à l'Hôtel-Dieu, un incident s'est produit. Comptable d'une Société coopérative, sur une plainte déposée par les administrateurs de cette Société au Parquet de Lyon, le nommé Cé... fut inculpé d'abus de confiance. Un expert, appelé à vérifier les écritures, avait constaté des irrégularité telles que le déficit au détriment de Cé..., était plus considérable que les bénéfices qu'une pareille tenue de livres aurait fait supposer. Sur la réquisition de M. le Juge d'instruction, en date du 6 juillet 1897, M. le d[r] Boyer, professeur agrégé, médecin-expert près les Tribunaux, fut commis pour examiner l'état mental de Cé.., et indiquer sa responsabilité dans ce délit à lui reproché *avec une réelle persistance* par les administrateurs de cette Société où, cependant, avait eu lieu l'accident, cause de son état névropathique actuel.

On trouvera ce rapport in-extenso dans notre partie médico-légale.

Observation II (Personnelle).

(Hôtel-Dieu. — Service de M. le Dr Drivon)

Lab... Victor, 17 ans, pâtissier.

Antécédents héréditaires. — Père mort à 37 ans, d'une maladie infectieuse, d'une fièvre typhoïde probablement. Mère en bonne santé : pas d'accidents nerveux. Une sœur bien portante, un frère présentant une bronchite chronique depuis deux ou trois ans.

Antécédents personnels. — Quelques convulsions à l'âge de neuf jours. A 6 ans, rhumatisme articulaire ayant duré sept mois environ. Il a toujours été très nerveux, mais n'a jamais eu de crises.

Etat accidentel. — Le 6 avril 1896, en faisant le saut périlleux sur un trapèze, il tomba sur la tête d'une hauteur de trois mètres, et il éprouva, à la suite de cet accident, des maux de tête, des étourdissements et des bourdonnements d'oreilles qui persistent encore.

Le 14 janvier 1897, sous l'influence d'une émotion, crise convulsive venue brusquement pendant son travail, il tomba raide : perte de connaissance complète pendant quatre heures. Le malade n'a pas uriné dans son pantalon, ni mordu la langue. Pendant les cinq jours suivants, malaises du côté de l'estomac, troubles gastriques, barres, sensation de cuirasse tout autour du ventre.

Le 16 février, nouvelle crise que le malade sent venir : point violent sous le mamelon gauche. Perte de connaissance pendant trois heures, mais la fatigue ne dure qu'une demi-journée. A partir de la deuxième crise, la vue baisse un peu, le malade perd le sommeil et ne peut plus fermer les yeux.

Le 1er mars, troisième crise durant deux heures et demie. Un médecin fait cesser la crise. Mais aussitôt après, le malade s'est endormi ; il a eu des hallucinations, il voyait des animaux, des gens qui voulaient le tuer. Il reste dans ce sommeil pendant huit heures.

Le 7 mars, quatrième crise, plus violente, avec phénomènes cataleptiques durant quarante-huit heures. Après ce temps, paralysie à forme hémiplégique du côté droit, avec intermittences à trois reprises différentes. Rétention d'urine pendant huit jours; on est obligé de sonder le malade.

Il entre à l'Hôtel-Dieu le 31 mars 1897.

Etat actuel. — Chaque jour, le malade prend une crise qu'il sent venir, crise débutant par une aura caractérisée par une douleur violente sous-mammaire, amenant des phénomènes asphyxiques et la crise.

Pendant celle-ci, qui dure de quinze à vingt minutes, perte de connaissance, mouvements convulsifs des membres supérieurs et inférieurs.

Vue. — Acuité visuelle : O D = 1 ; O G = 5/7.

Rétrécissement du champ visuel (fig. C., planche II.)

La gradation descendante est *blanc*, *rouge*, *vert* et *bleu*.

Ouïe. — Tic-tac de la montre entendu à 30 centimètres pour l'oreille droite, et à 5 centimètres seulement pour l'oreille gauche. Parfois, dans la journée, le malade est atteint de surdité complète. Pas de troubles de l'*odorat* ni du *goût*.

Troubles de la sensibilité. — A. *Zones anesthésiques,* comprenant le pied, la jambe et le genou, jusqu'à quatre travers de doigt au-dessus de l'articulation. De cette limite jusqu'à la fosse iliaque, zones d'anesthésie et d'hyperesthésie disséminées en forme de dentelures. Au poignet, à l'avant-bras et au bras, mêmes zones anesthésiques remontant jusqu'à l'empreinte deltoïdienne. Sensibilité normale sur le tronc, sauf dans les régions que nous allons indiquer.

B. *Zones hystérogènes.* — Sur les deux bosses pariétales droite et gauche, zones d'hyperesthésie dont la pression amène des phénomènes convulsifs. Zone douloureuse au niveau du thorax, au-dessous et en dehors du sein gauche, zone douloureuse spontanément au moment de l'apparition des crises.

Au-dessus du mamelon gauche, zône hyperesthésique. Du reste, tout le côté gauche du tronc, depuis la partie supérieure du mamelon jusque dans la fosse iliaque gauche, est le siège d'une hyperesthésie très accentuée, si bien que la moindre pression en l'un quelconque de ces points provoque une douleur suffisante pour susciter une plainte.

Les deux fosses iliaques et les deux testicules sont douloureux.

Zone hyperesthésique au niveau de la colonne dorsale.

Rien dans les *organes internes*, ni dans les *urines*.

Mercredi 14 avril. — Crise d'un quart d'heure.

Samedi 17 avril. — Nouvelle crise durant dix minutes, mais sans perte de connaissance.

Samedi 24 avril. — Depuis huit jours, pas de nouvelles crises, plus de zones hystérogènes. La sensibilité est redevenue normale.

Troubles psychiques. — Nous n'avons jamais constaté chez ce malade de dépression cérébrale, ni de perte de la mémoire.

25 avril 1897. — Le malade quitte le service. — Mais auparavant, nous avons pris une dernière fois son champ

CHAMP VISUEL. — C

Obs. II. — Lab...

Planche II.

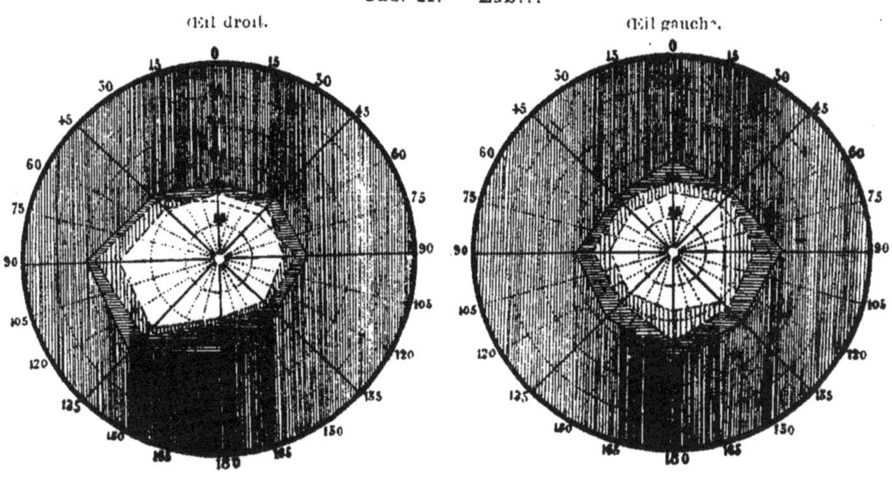

CHAMP VISUEL. — D

Obs. II. — Lab...

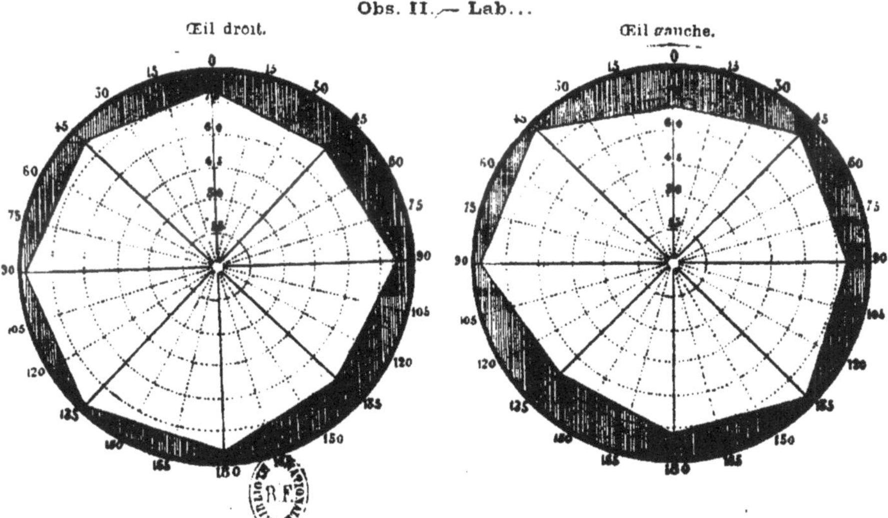

LÉGENDE ——— Limite du blanc.
– – – – — — rouge.
—·—·— — — bleu et vert.

visuel. Plus de rétrécissement, les couleurs sont encore vues dans le même ordre.

Acuité visuelle O D } = 1
O G }

Champ visuel : fig. D, planche II. Comme *traitement* le malade a pris une douche chaque jour, et deux grammes de valériane.

Au mois de juin, le malade revient à l'Hôtel-Dieu dans le service de M. le professeur Lépine, présentant à nouveau les mêmes troubles. Amélioré, il quitte l'hôpital mais il ne tarde pas à rechuter, et c'est à l'hôpital de la Croix-Rousse qu'il se rend alors.

En résumé, deux améliorations s'étaient produites; mais comme toujours dans la névrose traumatique, on retrouve des périodes d'exacerbation et de rémission avec ténacité des symptômes.

Ainsi que le démontrent les deux observations précédentes, nous trouvons dans l'*hystéro-traumatisme* des troubles *somatiques* et des troubles *psychiques*, apparaissant immédiatement après le traumatisme ou à une époque plus ou moins éloignée. Le plus souvent, ces troubles se produisent un certain temps après l'accident : le début en est variable.

Au chapitre du diagnostic, nous étudierons quelles autres affections nerveuses présentent ces mêmes troubles et la différenciation qu'il faut établir. Pour l'instant, nous ferons une symptomatologie rapide de la *névrose traumatique*.

I. — Troubles somatiques. — 1° *Motilité*. On peut constater dans cette névrose du *tremblement* localisé soit à la face, soit aux membres supérieurs et inférieurs, s'accompagnant, dans ce dernier cas, de troubles variés de la marche. C'est ainsi que nous observons chez notre premier malade le signe de Romberg. Cette diminution de la motilité peut aller jusqu'à la *monoplégie*, l'*hémiplégie* ou la *paraplégie*, avec des *paralysies flasques*, des *paralysies avec contractures* ou des *arthralgies*. Les *réflexes* sont exagérés ou abolis.

2° *Sensibilité*. Du côté de la peau et des muqueuses, on observe de l'*hyperesthésie* ou de l'*anesthésie* généralisées ou localisées *(hémianesthésie, hémihyperesthésie)*, le plus souvent au côté du corps qui a été traumatisé, de la *rachialgie* (plaque sacrée de Charcot). La sensibilité au contact, à la chaleur, au froid et à la douleur, disparaît : néanmoins la sensibilité cutanée et profonde peut rester intacte. Anesthésie du pharynx.

3° *Organes des sens*. L'*odorat* et le *goût* sont rarement atteints.

Ouïe. — Le malade présente des bourdonnements d'oreille, des sifflements, de l'hyperacousie ou de la diminution de l'acuité auditive.

Vue. — Les troubles sensoriels les plus fréquents sont les *troubles oculaires* dus soit à une altération de l'œil, soit à une lésion encéphalique. Ces troubles consistent dans de la difficulté d'accommodation, du strabisme, de la diplopie, de l'amblyopie, de la dilatation pupillaire, scotome, etc. Il en est un auquel nous attachons grande importance, car il ne comporte pas la simulation, c'est le *rétrécissement du champ visuel*. Ainsi qu'on s'en souvient, ce symptôme a été constant chez nos deux malades.

De plus, le malade se plaint fréquemment de *céphalée* intense et continue : il lui semble qu'un cercle de fer étreint la tête et la nuque.

Disons, enfin, que tous les grands appareils de l'économie (cœur, poumons, estomac, foie, reins, etc.) peuvent présenter les altérations les plus diverses, retentissant plus ou moins sur l'état général.

II. Troubles psychiques. — *Dépression cérébrale* allant jusqu'à la mélancolie et à l'anxiété, *diminution de la volonté,* voire même aboulie, affaiblissement ou perte de la *mémoire*, *insomnie* tenace ou *cauchemars* pendant le sommeil, voilà les *troubles psychiques* primordiaux de la névrose traumatique. Il n'est pas rare de les voir persister longtemps avec exacerbation ou atténuation passagères : ils résistent, en général, à tout traitement et, par ce fait, présentent, comme nous le verrons, un intérêt tout particulier au point de vue du diagnostic et du pronostic.

Nous nous bornons à ce schéma symptomatique pour éviter des redites, nous réservant de développer longuement le diagnostic différentiel.

CHAPITRE V

DIAGNOSTIC

Pour établir convenablement le diagnostic, rappelons que, pour nous, l'affection appelée *hystéro-traumatisme* est une *névrose* ayant des caractères communs à l'hystérie et à la neurasthénie, mais névrose présentant encore des troubles psychiques trop accusés, notamment un état mélancolique et hypocondriaque particulier, pour ne dépendre que de ces deux névroses. C'est donc une entité morbide bien spéciale, formée d'éléments disparates, et non conforme aux données de la pathologie nerveuse.

Il s'agit, actuellement, de démontrer en quoi cette névrose se différencie, d'abord de l'hystérie, de la neurasthénie, et de l'hystéro-neurasthénie; en second lieu, de certaines affections organiques, comme la paralysie générale, la sclérose en plaques, la syringomyélie, les névrites et la vésanie et enfin des intoxications.

Si, à *l'hystérie*, appartiennent les paralysies flasques, les paralysies avec contractures, les arthralgies, les tremblements, l'hémianesthésie, l'anesthésie du pharynx, et les divers troubles des organes des sens, il n'en est pas moins vrai que, dans la névrose qui nous occupe, l'apparition subite de ces mêmes troubles, leur résistance à tout traitement, et surtout *l'état mental* très spécial qui les accompagne, impriment à leurs manifestations une allure bien caractéristique.

Si l'on doit rapporter à la *neurasthénie* différents symptômes tels que l'insomnie, la céphalée, les vertiges, les éblouissements, les troubles de la motilité, la dépression cérébrale, les troubles gastro-instestinaux, il est impossible de retrouver cliniquement dans la neurasthénie vulgaire une exagération aussi marquée de ces symptômes, surtout de la dépression mentale qui fait que, parfois, comme le dit Charcot, « les hystéro-traumatisés sont perdus pour la vie sociale. »

L'*hystéro-neurasthénie* est une combinaison des symptômes propres à la neurasthénie et à l'hystérie spontanées, symptômes que nous venons d'énumérer. Par quels signes diffère donc la névrose traumatique de l'hystéro-neurasthénie proprement dite?

Dans l'un et l'autre cas, nous le savons, il y a des troubles de la motilité, de la sensibilité et des organes des sens.

D'une façon générale :

1° Ces troubles apparaissent *brusquement* dans la névrose traumatique. L'hystéro-neurasthénique, au contraire, présente toute une période de prodromes avant-coureurs de l'affection, notamment de la dyspepsie par atomie gastro-intestinale, avec auto-intoxication et amaigrissement rapide ;

2° Ces mêmes troubles se manifestent dans la névrose traumatique sans que rien, soit chez l'individu, soit chez ses ascendants, ait pu en faire prévoir l'éclosion. Personne, par contre, ne met en doute l'influence de l'hérédité dans l'hystéro-neurasthénie.

A un point de vue particulier :

Les troubles de la sensibilité offrent ici un élément de diagnostic fort important. Dans la névrose traumatique, les anesthésies ou hémianesthésies ne correspondent jamais au territoire d'une branche nerveuse (en manche de veste pour le membre supérieur; en gigot, pour le membre inférieur).

Quant aux *troubles psychiques*, la simple dépression mentale de l'hystéro-neurasthénie ne revêt que rarement les caractères d'angoisse, de mélancolie anxieuse, qui font des traumatisés de véritables *infirmes psychiques*.

Dans la forme héréditaire de l'hystéro-neurasthénie, chez les dégénérés, par conséquent, il y a de la précocité dans l'apparition de la maladie ainsi que de la ténacité des accidents mentaux, avec aboulie et asthénie musculaire. Tous ces symptômes, poussés à l'excès, ne se trouvent réunis que chez la femme. « Chez l'homme, dit M. Dutil, les symptômes de dépression cérébrale, la tristesse, l'abattement, si fréquents dans les neurasthénies acquises, font le plus souvent défaut lorsque l'hérédité seule a présidé au développement de l'état névropathique. Ces neurasthéniques présentent quelquefois les signes physiques et psychiques de la dégénérescence. Mais ce ne sont pas toujours, tant s'en faut, des dégénérés authentiques à stigmates » (1). Or, l'homme est plus exposé que la femme aux accidents de tous genres. De plus, là où l'héridité est chargée, il est difficile de cacher complètement les antécédents. Le clinicien pourra donc aisément élucider la question de dégénérescence, et porter le diagnostic de névrose traumatique lorsque les anamnestiques lui indiqueront un accident antérieur.

Diverses affections nerveuses organiques offrent encore, par leur symptomatologie, des rapports avec la névrose traumatique. Dans la *paralysie générale*, la marche de l'affection est lente et progressive ; on retrouve l'influence de l'hérédité, avec une période prodromique : attaques ou accès apoplectiformes ou épileptiformes, embarras de la parole, secousses fibrillaires de la langue, inégalité pupillaire. Avec l'évolution de la maladie apparaissent les accès de *manie aiguë* et la *perversion* des facultés morales, puis la *mégalomanie* ou le *délire des persécutions*, et enfin la déchéance intellectuelle. Les accidents nerveux consécutifs à la névrose traumatique, au contraire, surviennent brusquement : l'hérédité ne doit pas nécessairement s'affirmer. Le malade de notre observation I a la parole un peu hésitante, mais il ne cherche pas ses mots comme le paralytique général : il présente de la dépression mentale, mais non de l'*aliénation*. En un mot « il ne perd jamais complètement le sentiment de la réalité pathologique (2). »

(1) Dr Dutil, *in* Traité de médecine Charcot et Bouchard, *Formes cliniques de la neurasthénie*.
(2) M. Ballet Gilbert, *Psychoses et affections nerveuses*, 1897.

Disons, néanmoins, qu'au début, les symptômes de l'encéphalite diffuse peuvent simuler ceux de l'hystéro-neurasthénie.

Le malade atteint de *sclérose en plaques* a du tremblement *intentionnel*, de l'anesthésie, presque jamais de l'hémianesthésie ni des troubles de l'ouïe, du goût et de l'odorat. On constate du nystagmus, mais le champ visuel est normal. Chez le *traumatisé*, la sensibilité sensorielle est nulle ou peu accusée, et l'hémianesthésie est un symptôme constant. Le tremblement existe au repos, et il est variable. Le champ visuel est retréci. Les troubles intellectuels sont très prononcés, tandis qu'ils le sont peu dans la sclérose en plaques.

Etablir nettement le diagnostic entre la *syringomyélie* et la névrose traumatique est chose parfois délicate ; l'association des deux affections est même possible, en tant qu'il y a prédominance des phénomènes hystériques dans la première, la sensibilité au toucher est conservée, la douleur est perçue comme contact, mais il y a abolition de la sensibilité au chaud et au froid ; dans la seconde, toutes les sensibilités sont abolies, d'où anesthésie généralisée ou hémianesthésie. Ici, grande mobilité d'allures dans la marche de la maladie ; là, temps d'arrêt possible dans l'évolution, mais jamais disparition brusque de manifestations graves.

En général, la véritable myélite a des symptômes qui acquièrent chaque jour une plus grande netteté : atrophies musculaires, troubles trophiques cutanés, paralysie des sphincters, symptômes que l'on ne trouve pas dans les névroses d'une façon continue et sans rémission.

Dans les *névrites périphériques*, fréquentes après un traumatisme, les troubles concordent par leur disposition topographique avec le siège de la lésion, tandis que dans la névrose traumatique, l'anesthésie profonde est absolue et ne correspond pas avec le département anatomique d'un ou de plusieurs nerfs. Les réflexes sont normaux ou exagérés. Dans la névrite, la contractilité électrique est nulle et les réflexes abolis, puis surviennent les troubles trophiques cutanés et l'atrophie du membre. On observe aussi des *troubles psychiques* consistant en un affaiblissement intellectuel et de l'amnésie dont la caractéristique est de porter seulement sur les faits les plus récents. Cé... présente, au contraire, une amnésie rétro-antérograde, il ignore l'année de son mariage.

Quant aux *vésanies*, nous ne croyons pas devoir insister sur le diagnostic différentiel; la névrose traumatique en diffère essentiellement par des troubles somatiques dont le mode de début, la marche et l'intensité ont des caractères propres nettement accentués. Dans les vésanies, ces troubles somatiques restent au second plan, et souvent même sont très effacés.

Enfin depuis que les *intoxications* ont été reconnues comme agents provocateurs de l'hystérie, comme la cause de divers phénomènes nerveux, on doit rechercher attentivement si le malade n'accuse aucune affection de ce genre. Phénomènes convulsifs, troubles sensoriels, hémianesthésies, paralysies et contractures, voilà l'ensemble symptomatique des intoxications soit par le plomb, l'alcool, le mercure, le tabac, ou encore par le sulfure de carbone et l'*oxyde de carbone* comme l'a prouvé la contre-expertise dans l'affaire de Malaunay (Cour d'assises de Rouen, 1896), cette erreur judiciaire retentissante. Les commémoratifs, la profession de l'individu, l'examen des urines et des muqueuses seront un précieux moyen de diagnostic.

Résumons-nous. Ce n'est point à la hâte que s'impose le diagnostic de névrose traumatique : les conditions étiologiques, l'appréciation et le groupement de chacun des symptômes peuvent seuls le rendre possible.

CHAPITRE VI

PRONOSTIC ET TRAITEMENT

« Et voilà des hommes désemparés. Sortiront-ils jamais de l'hystérie qui les accable aujourd'hui ? C'est peu probable. Je ne connais guère l'hystérie mâle des artisans que depuis six ans, et je dois vous dire que si j'ai vu souvent des améliorations, je n'ai que bien rarement encore observé des guérisons absolues. Ces malades, incapables de travailler, sont les hôtes inévitables des dépôts de mendicité, de l'Asile de Nanterre. Encore ceux qui ont une hémiplégie ou des accidents de cet ordre sont-ils les plus favorisés, en ce sens qu'ils ont chance d'être reçus dans un hôpital (1) ». Tel est le pronostic de Charcot au sujet des malades qu'il considère atteints d'hystéro-traumatisme. Nous sommes loin du tableau merveilleux de guérisons que rapporte M. Blum dans son ouvrage sur l'*Hystéro-neurasthénie traumatique!* Quoi d'étonnant, puisque nous avons vu que la caractéristique de cette névrose était la brusque apparition des symptômes, leur ténacité et leur résistance à tout

(1) Charcot, *Clinique des maladies du système nerveux*, t. I, 18e leçon.

traitement : « Que n'emploie-t-on, ajoute Charcot, la suggestion pour les guérir! Ils ne sont que bien rarement hypnotisables. Aux fanatiques de la thérapeutique suggestive, je les lègue volontiers. Pour nous qui savons ce qu'il faut en penser, nous n'hésitons pas à dire que ce serait, dans ces cas particuliers, peine perdue. Le repos, les toniques, l'hydrothérapie, l'électrisation statique, sont nos seuls et trop souvent impuissants moyens de traitement. »

Rien n'a changé depuis Charcot. Nos deux malades ont pris des bains et des douches, et deux grammes de valériane en poudre (par cachet), dans la journée. Cé... n'a guère été amélioré : les troubles somatiques et psychiques ont persisté et subsistent encore. Seul, Lab..., plus jeune, n'ayant pas présenté de troubles de la mémoire, a quitté l'Hôtel-Dieu rétabli momentanément. Mais il n'a pas tardé à rentrer de nouveau à l'hôpital dans le service de M. le professeur Lépine avec les mêmes troubles. C'est dire combien il faut réserver son pronostic, et surveiller attentivement le malade, car, si l'hydrothérapie rend de réels services dans le traitement de l'hystérie vraie, elle peut être fort dangereuse dans les cas où les symptômes de la neurasthénie cachent un début de paralysie générale : l'affection est alors précipitée par l'usage intempestif de la douche.

Dans le *Progrès médical* de novembre 1889, M. Haushalter, chef de clinique à la Faculté de Nancy, rapporte deux cas de guérison de la névrose traumatique par la suspension. Pour lui, les effets salutaires de la suspension ne résulteraient pas des modifications amenées dans la tension sanguine ou dans la circulation collalérale des vaisseaux de la moelle et de ses méninges. Il considère l'appareil à suspension comme éminemment suggestif. « La restauration totale ou partielle de troubles fonctionnels du système nerveux est le résultat d'un effet moral ; traitement étrange, mais bien fait pour frapper l'esprit, pour modifier inconsciemment les centres psychiques du malade et amener, par le mécanisme de la suggestion, une action plus ou moins rapide dans les parties du système nerveux altéré dynamiquement. »

L'explication est peut être vraie en tant, qu'il s'agit de supprimer des raideurs spasmodiques, des fourmillements et des douleurs dans les membres, des plaques d'anesthésie ou d'hyperesthésie. Mais ce que l'on n'obtient pas par la suspension, c'est la disparition de la dépression cérébrale et de l'amnésie avec la mélancolie, l'hypocondrie et l'anxiété. Nous croyons plus juste d'instituer un traitement général, physique et moral. Hygiène, toniques, calmants, tel est le premier traitement ; isolement, changement de milieu, distraction pour empêcher le malade de penser sa névrose, voilà pour le moral. Malgré tout, c'est avec peu d'espoir que l'on instituera un traitement pour les infirmes psychiques, car « la plupart des malheureux qui sont frappés de cette névrose ne recouvrent plus désormais ni leur activité physique, ni leur énergie morale (1).

(1) Bouveret, *La neurasthénie.*

DEUXIÈME PARTIE

CONSÉQUENCES MÉDICO-JUDICIAIRES
ROLE DU MÉDECIN EXPERT

« Jadis, dit M. Guillemaud, il y avait pour ainsi dire une sorte d'équation mathématique établie; pas de lésion visible, pas de symptômes objectifs, donc simulation ou exagération (1). » Aujourd'hui que la médecine mentale explique mieux le pourquoi des symptômes nerveux observés, nul ne doute que l'absence de signes physiques soit insuffisante pour établir l'exagération et la simulation. L'intensité du shock matériel, nous l'avons dit, n'a pas d'action sur l'apparition de l'état névropathique causé par le shock nerveux : à la suite d'une luxation, d'une fracture, tout au contraire, les phénomènes nerveux consécutifs sont moins intenses que lorsque le traumatisme a été insignifiant. Il est certain que n'est point malade qui veut, et que celui qui se présente devant le

(1) Guillemaud, *loc. cit.*

médecin éprouve la plupart des sensations douloureuses qu'il accuse. Ce n'est pas encore parce qu'il s'agit « d'un trouble fonctionnel et non d'une altération de structure des organes » que la victime d'un accident doit être forcément un simulateur ou un exagérant. Nous n'allons pas jusqu'à dire que la supercherie ne soit chose fréquente : à l'expert de se renseigner, de pratiquer un examen minutieux du malade, plusieurs fois répété, mais toujours sans l'idée préconçue de découvrir un simulateur. « Il faut qu'il sache qu'on rencontre rarement un symptôme isolé, mais une somme d'apparences de maladie (1). » Laissons le magistrat à ses lois et le médecin à la recherche des causes et à l'explication de l'état névropathique de l'individu.

Sur ce point, l'absence de signes objectifs ne permet donc pas de considérer comme simulés la multiplicité des phénomènes nerveux. Les symptômes subjectifs et, parmi eux, les troubles intellectuels et mentaux, suffisent pour reconnaître la névrose.

Au Congrès international de médecine légale (1889), la question a été fort discutée. Répondant aux défenseurs des idées de Charcot (tout à l'hystérie, et par suite exagération facile des symptômes) disant que le traumatisme est secondaire et que la prédisposition est indispensable, M. Vibert ajoute « Des hystéro-épileptiques confirmés n'ont présenté aucune aggravation après des accidents de chemin de fer. Il faut donc renverser le problème et considérer sur-

(1) Legrain, *Annales d'hygiène publique*, 1895.

tout le traumatisme, la commotion. » D'où pronostic difficile à formuler.

M. le professeur Lacassagne, prenant part à la discussion, apportait une série de faits probants. Il citait des ouvriers bien portants et laborieux qui, blessés et alités, avaient une grande répugnance pour se remettre au travail dans l'espoir d'obtenir de plus gros dommages-intérêts de leurs patrons. Il les appelle des *procéduriers, non des simulateurs,* n'étant pas non plus des hystériques.

Ces idées de notre maître, émises après de nombreuses observations, furent reprises par Oppenheim; il nie la fréquence de la simulation. « Tous ceux qui ne veulent voir dans la névrose traumatique que de la simulation sont incapables d'analyser des troubles psychiques, ou les examinent avec idée préconçue. »

Après M. le professeur Lacassagne, et M. Bouveret (1), on peut affirmer que la simulation complète est exceptionnelle et que seule l'exagération, consciente ou inconsiente, est possible. Il est bien difficile, en outre, d'apprécier sûrement le degré de l'exagération. Alors, comment conclure et porter un pronostic?

C'est là que doit s'exercer la sagacité du médecin-expert pour ne pas s'égarer au milieu de la multitude des symptômes, pour ne rien oublier, et surtout apprécier, à leur juste valeur, les divers troubles subjectifs et objectifs, car tous ne présentent pas la même gravité. Nous croyons qu'il faut classer tous

Dr Bouveret, *La neurasthénie.*

les symptômes et les rapporter aux différentes névroses. Suivant que le malade accusera des troubles de neurasthénie pure, d'hystérie vulgaire, ou des troubles d'hystéro-neurasthénie associés, le pronostic sera différent. Telle est la classification que nous allons adopter.

A la suite d'un accident, quelles que soient sa nature et son intensité, la victime présente presque toujours des symptômes de neurasthénie ; elle est incapable de s'occuper, de vaquer à ses affaires, quelquefois même ne peut quitter le lit. Céphalée, insomnie, idées noires, mélancolie, dépression cérébrale, absence de volonté, en un mot indifférence pour toutes choses, tels sont les troubles les plus nettement accentués. Souvent, poussés par leur entourage, guidé lui-même par des hommes d'affaires, ces malades engagent un procès avec une Compagnie ou avec leurs patrons dans l'espoir d'obtenir une indemnité. Ce sont là les *procéduriers* dont parle à juste titre M. le professeur Lacassagne. Après de nombreux rapports et consultations, les tribunaux fixent l'indemnité ; et si la compensation pour l'incapacité momentanée est rémunératrice, l'effet moral produit par l'heureuse issue du procès, amène dans un certain nombre de cas une guérison rapide.

Pour montrer combien le pronostic peut être favorable en ces circonstances, nous reproduirons le rapport qu'a bien voulu nous confier M. le Dr Boyer, professeur agrégé à la Faculté, rapport rédigé par des médecins dont la compétence en pareille matière ne saurait être mise en doute, et qui se sont entourés de tous les renseignements nécessaires pour établir exactement l'incapacité réelle et le dommage causé par l'accident dont la femme B... avait été la victime :

RAPPORT DES MÉDECINS EXPERTS

Nous, soussignés, Eugène Dufour, médecin en chef de l'asile Saint-Robert, Eugène Dutrait, docteur en médecine à Saint-Marcellin, et Jean Boyer, professeur agrégé à la Faculté, médecin expert près les Tribunaux de Lyon, par jugement du Tribunal civil de Saint-Marcellin, du 3 décembre 1892, et par ordonnance sur requête des 6 et 27 juillet 1895;

Nommés experts, pour examiner la femme B...;

Serment préalablement prêté;

Avons, du 2 septembre 1895 au 2 décembre 1895, procédé à toutes recherches, observations, enquêtes et visites médicales pour :

1° Déterminer l'état de santé de la femme B...;

2° Nous expliquer en prenant, au besoin, voie instructive sur la nature, l'origine et le caractère des lésions et commotions soit générales, soit des centres nerveux, troubles nerveux variés, et autres troubles physiologiques qu'elle a pu éprouver lors ou après l'accident du 26 octobre 1891;

3° Rechercher spécialement si les lésions ou les troubles constatés se rattachent d'une façon quelconque à l'accident dont s'agit;

4° Nous prononcer, le cas échéant, sur les suites et conséquences des lésions ou infirmités temporaires ou irrémédiables qu'elles ont entraînées ou pourront entraîner, tant au point de vue de l'état de sa santé qu'au point de vue de l'exercice de sa profession; avec autorisation de nous entourer de tous renseignements propres à nous éclairer et avec mission de constater et de préciser les dits renseignements.

I. — Commémoratifs.

En octobre 1891, la femme B... aurait été victime du déraillement de train, dit déraillement de Moirans. Elle aurait subi un choc de la tête en arrière, qui aurait déterminé une forte commotion. Après trois ou quatre heures de séjour à l'hôpital de

Moirans, elle pouvait se lever et rentrer à Lyon. Un premier certificat médical, en date du 8 janvier 1892, affirmait une forte commotion mentale, divers troubles cérébraux : perte de mémoire intermittente, absence mentale, bourdonnements, puis suppression des menstrues. Deux nouveaux certificats de la même époque insistaient sur les mêmes troubles. Puis, en juillet 1892, un autre médecin signalait des maux de tête, de l'insomnie, des cauchemars, avec réveil en sursaut et cris d'angoisse, des accès fébriles survenant exactement à l'heure de l'accident. Il constatait de l'anesthésie intermittente sur la cuisse droite, avec gêne des mouvements du même membre. Un examen pratiqué, à ce moment, par un médecin de la Cie P.-L.-M., mettait en doute la réalité de tous ces symptômes. Il ne constatait pas au thermomètre la fièvre signalée et l'examen ophtalmologique fait par un spécialiste restait négatif. Un aliéniste intervenait à son tour, et déclarait que les affirmations de la malade étaient suspectes. Pour lui, les symptômes accusés n'étaient ni précis ni évidents ; ils étaient insuffisants pour constituer un état mental maladif et défini.

II. — Etat actuel.

1° *Interrogatoire :* Notre interrogatoire nous permit de recueillir les détails suivants :

Pas d'antécédents nets. Le père est mort alcoolique. Mais il ne l'aurait été que dans les dernières années de sa vie. La mère est vivante et bien portante. Deux frères et deux sœurs sont vivants et bien portants. Pas d'antécédents personnels.

La femme B... nous raconte qu'elle éprouve parfois des bourdonnements, dans la tête une sensation de flot, de vide ; elle devient pâle, puis rouge, puis, pendant deux heures environ, elle perd la mémoire. La nuit elle est réveillée par des cauchemars et est prise alors de ses malaises.

Elle accuse des céphalées, surtout dans l'après-midi, elle devient alors rouge et somnolente.

Elle est devenue nerveuse, irritable, elle oublie à chaque instant les ordres qu'elle vient de recevoir, les propos qu'on vient de lui tenir. Elle a, par contre, conservé le souvenir précis de l'accident, des circonstances qui l'ont précédé et suivi. Elle se rappelle très bien des faits anciens. Elle présente des lacunes, non pas des lacunes nettes dans sa mémoire, mais des défaillances accidentelles et passagères.

Elle ne parle plus qu'incidemment des troubles de la vue et de l'ouïe.

2° *Enquête.*—La femme B... nous a désigné un certain nombre de personnes qui auraient assisté aux pseudo-crises dont nous venons de parler. Quelques-unes de ces personnes n'ont pas confirmé ses dires et nous l'ont même présentée comme une vulgaire simulatrice. D'autres, en plus grand nombre, nous ont décrit les troubles nerveux dont elles auraient été témoins. Toutes leurs attestations verbales ou écrites ne sont pas conformes, cependant elles présentent une certaine concordance; on nous relate : des absences de mémoire, l'égarement du regard, le moral « *détraqué* », la mobilité, le changement, quelques idées noires, l'air fréquemment songeur, l'allure hébétée, parfois de l'exaltation, de l'irascibilité, des extravagances, de la distraction, de la préoccupation, de l'inattention, des oublis. L'un de ces témoins officieux, mais un seul, nous parle même d'une sorte de petit vertige, d'absence, arrêtant parfois le sujet au milieu d'une phrase. Au lendemain de notre première visite la femme B... aurait été prise d'une grande crise, d'une sorte de frisson généralisé (?) sans trace de convulsions, ni de perte de connaissance.

Ces témoignages, recueillis sans prestation de serment, dans l'entourage en quelque sorte de l'intéressée, peuvent être tenus, dans une certaine mesure, pour suspects.

Nous ne saurions cependant les rejeter *à priori* et nous devrons les mettre en parallèle avec nos constatations.

3° *Examen médical.* — Rien de bien important du côté des grands appareils organiques : voies digestives, foie, rate, reins. L'auscultation du cœur est normale. Le pouls est habituellement accéléré (120) mais régulier. La femme B... affirme qu'elle aurait eu, après l'accident, de l'œdème des membres inférieurs. Les carotides sont, pendant nos visites, agitées de battements assez énergiques. A ce moment la face devient rouge, vultueuse, animée.

Ni paralysies, ni parésies, ni tremblements. Les réflexes sont plutôt diminués.

Une première exploration avait révélé quelques zones d'anesthésie à la douleur et au tact. Dans un second examen ces zones ont varié, et semblent prédominer aux membres du côté droit. Mais cet affaiblissement de la sensibilité n'est pas profond. Pas d'anesthésies géométriques à la racine des membres et au voisinage des articulations. Un peu d'hyperesthésie ovarienne gauche. Pas de rachialgie.

Du côté des *sens*, la femme B... accuse une légère diminution de l'odorat à droite et du goût à gauche. Elle affirme une diminution de l'acuité visuelle à droite, et cependant son champ visuel serait rétréci à gauche et en dehors.

Les pupilles sont égales et moyennement dilatées. Pas d'anesthésie des conjonctives, peut-être un peu de diminution de la sensibilité cornéenne, à gauche.

III. — Résumé et discussion.

Presque tous les symptômes observés sont d'ordre subjectif. Phénomènes nerveux : troubles de la sensibilité sans systématisation, diminution du goût d'un côté, de l'odorat de l'autre, affaiblissement de la vue à droite, rétrécissement du champ visuel à gauche; tous phénomènes caractérisés par la malade comme transitoires et inconstants. Dans la sphère psychique : troubles de la mémoire ne réalisant pas une forme nette d'amnésie, irascibilité, défaut d'attention, bizarreries de caractère, affirmés par des témoignages dont la sincérité est peut-être contestable, mais qu'on ne peut rejeter tous en bloc. Tous ces symptômes, pris isolément, pourraient être simulés. Cependant, par un certain nombre d'entre eux, la combinaison et le groupement répondent assez bien à des cas observés. Mais il manque ici peut-être la fixité et la ténacité attribuées aux névroses traumatiques. Nous ne voyons pas nettement cet état mental particulier qu'on signale, à savoir la mélancolie, la dépression, la tristesse, l'hypocondrie. Nous ne voyons pas, d'autre part, le début intense, suivi d'une certaine atténuation et plus tard d'une aggravation des symptômes, comme il arrive dans les cas analogues.

Nous n'avons pas non plus l'amnésie rétrograde ou antérograde habituelle. Nous n'avons que des défaillances passagères de la mémoire, en somme des troubles exceptionnels. Les signes de contrôle tirés du champ visuel, des anesthésies cornéennes et pharyngées, des réflexes, du tremblement, manquent pour la plupart. Nous n'avons qu'un groupe de symptômes assez net : les accès de palpitation et la tachycardie, les troubles vaso-moteurs, les rougeurs subites et intenses du visage, etc.

Il est donc certain que bon nombre des malaises accusés par la femme B... sont dus à une véritable exagération. Mais il est non moins certain que quelques symptômes observés chez elle sont réels et échappent à la simulation.

IV. — Conclusions.

1° La femme B... est atteinte de troubles nerveux constituant une forme atténuée d'hystéro-neurasthénie prédominant sensiblement dans la sphère des accidents d'origine neurasthénique.

2° Ces troubles sont d'ordre fonctionnel.

3° Ils peuvent être dûs à l'accident du 26 octobre 1891.

4° Ils n'auront pas de conséquences plus graves, car ils ont franchi la période des aggravations.

Ils pourront s'atténuer et guérir avec un traitement approprié.

5° Ils n'ont pas entraîné et ne doivent pas entraîner d'infirmités temporaires ou irrémédiables.

6° La femme B... n'ayant pas de profession bien définie, il est impossible de fixer par le passé et l'avenir une véritable incapacité professionnelle.

7° Au point de vue des fonctions de cuisinière qu'elle exerce depuis la mort de son mari, ces malaises peuvent constituer une certaine gêne, mais non un empêchement sérieux.

Quoi de plus instructif que cette observation minutieusement documentée! Nous y trouvons une succession de faits, un ensemble de symptômes qui ont permis aux Experts d'affirmer la bénignité de l'affection, sa guérison probable. Ce qu'il faut reconnaître, c'est que les troubles nerveux, quoique exagérés, correspondaient bien à une entité morbide, prédominant dans la sphère des accidents d'origine neurasthénique. Donc, pas de simulation, exagération néanmoins, et pronostic *favorable* dans les cas de simple neurasthénie.

Sommes-nous en droit d'être aussi affirmatifs quand nous nous trouvons en présence d'un traumatisé chez lequel on observe une paralysie bien localisée, avec impotence d'un membre et des troubles de la sensibilité? Quand il y a prédominance des symptômes hystériques, il n'est pas toujours facile d'escompter une prompte guérison. On sait quand commence l'hystérie, on ignore quand elle finira : il y a des rémissions, mais combien fréquentes sont les rechutes! Le nommé Lab..., dont nous donnons l'histoire pathologique dans notre Observation II, rentre dans cette catégorie de malades. En faisant le saut périlleux sur un trapèze, il tombe sur la tête et les symptômes nerveux apparaissent, avec tous les stigmates de *l'hystérie :* crises convulsives, zones hystérogènes et anesthésiques, rétrécissement du champ visuel. Au bout de vingt-six jours, après un traitement hydrothérapique et des calmants, tout rentre dans l'ordre et le malade quitte l'Hôtel-Dieu. Quelque temps après, rechute qui, par deux fois, se renouvelle, puisque le nommé Lab... demande encore des soins, au mois d'août, aux médecins de l'hôpital de la Croix-Rousse. Ici, aucune chance d'obtenir une indemnité, l'accident s'étant produit pendant un amusement et non un service commandé. Cependant, nous retrouvons cette ténacité des symptômes qui caractérise la névrose traumatique : tantôt rémission, tantôt aggravation. Il est, par conséquent, difficile de préciser la date probable de la guérison définitive : si le pronostic est bon en l'absence de troubles psychiques, il ne le sera qu'à longue échéance, après un traitement approprié.

Lorsque, chez le même individu, il y a combinaison des symptômes propres à la neurasthénie et à l'hystérie, tout autre est le pronostic. Le stigmate *hémianesthésie*, dans l'*hystéro-neurasthénie*, vient compliquer par sa persistance la gravité de la névrose traumatique. Nous ne dirons pas que le syndrôme hémianesthésie indique la destruction du faisceau sensitif, situé au tiers postérieur de la capsule interne, dans la région lenticulo-optique, mais il est incontestable que si l'*hémianesthésie persiste*, c'est une preuve de l'intensité du *shock nerveux*, de l'ébranlement des centres nerveux, du trouble *dynamique* profond causé par le traumatisme et surtout par la frayeur. Quand se produira la guérison? Elle est fort aléatoire, et l'on n'obtient guère que des améliorations. A ce point de vue, plusieurs cas sont à considérer dans l'hystéro-neurasthénie avec hémianesthésie et rétrécissement du champ visuel :

1° Il n'a pas prédominance de *troubles mentaux ;*

2° Il y a prédominance des mêmes troubles;

3° L'hystéro-neurasthénie s'est développée chez un *héréditaire* à la suite du traumastisme.

Lorsque les *troubles somatiques* sont plus accusés que les *troubles psychiques*, que l'*amnésie* est antérograde et non rétro-antérograde ou rétrograde, le névrosé peut encore guérir à une époque plus ou moins éloignée. Si, au contraire, les troubles de la mémoire, la mélancolie, l'hypocondrie allant jusqu'à l'anxiété, la dépression cérébrale, sont les symptômes les plus accentués; si, avec cela, on trouve de l'hémianesthésie et du rétrécissement du champ visuel, le pronostic est presque fatal. Le malade est un infirme psychique qui finira sa vie dans un asile d'aliénés ou une maison de santé. Le sieur Cé... Cl. (observation I) est un exemple de ce cas. Nous avons dit plus haut comment il avait été inquiété par le Parquet; voici, à titre de document, le rapport du médecin-expert, et les conclusions qu'il formule.

RAPPORT DE M. LE DOCTEUR BOYER

Cé... C. — Etat mental.

Réquisition de M. X, juge d'instruction (6 juillet 1897)*

INCULPÉ : ABUS DE CONFIANCE.

Cé... avait joui d'une bonne santé, et n'avait présenté aucun trouble nerveux, lorsque le 26 avril 1896, il fut victime d'un accident : un sac de farine lui est tombé sur la tête. Le traumatisme ne fut pas intense et les suites locales n'eurent pas de conséquences graves. Mais une très vive émotion et une réelle frayeur avaient saisi le blessé. Il crut qu'il était tué. Cependant il reprit presque aussitôt son travail, mais avec une aptitude professionnelle manifestement amoindrie : une certaine gêne des mouvements de la tête et des troubles nerveux encore mal caractérisés : céphalée, troubles de la vue, idées tristes, etc...

Un mois et demi après l'accident éclata une véritable attaque, puis une sorte de crise qui, d'après les renseignements fournis par sa femme, eurent tous les caractères de crises hystériques. Une hémiplégie gauche succéda au premier ictus. Puis des étourdissements et des maux de tête ont été ressentis.

L'état psychique s'est modifié ; des bizarreries de caractère sont survenues. Cé... est devenu triste, inquiet, agité. Au mois de mars dernier, il entrait à l'Hôtel-Dieu où un traitement par le bromure, quelques calmants et les douches amélioraient sensiblement son état.

Actuellement Cé... présente de la faiblesse générale, de la parésie des membres inférieurs, surtout à gauche, de la diminution des réflexes, une certaine indécision pour les mouvements volontaires, des convulsions des doigts, quelques troubles de l'équilibre, des étourdissements, de l'anesthésie généralisée, une anesthésie pharyngée très marquée, une acuité visuelle diminuée, du rétrécissement concentrique du champ visuel, une dyschromatopsie atteignant surtout le vert et le bleu et moins marquée pour le rouge, de la dilatation et une légère inégalité pupillaires, de la diminution de l'acuité auditive et parfois des bourdonnements.

A côté de ces manifestations nerveuses dans la sphère sensitivomotrice, je constate des troubles psychiques assez marqués. Cet homme est triste, abattu, a une certaine tendance à la mélancolie, sans qu'il y ait cependant ni lypémanie, ni délire de persécution.

Il pleure facilement sans motif bien déterminé. Mais ce qui caractérise surtout son état mental, c'est l'affaiblissement des facultés intellectuelles, une sorte d'apathie et de découragement tendant à l'aboulie et des troubles profonds de la mémoire. Il y a une amnésie très accusée, portant peut-être de préférence sur les souvenirs plus récents mais n'étant pas systématiquement localisée et paraissant plutôt diffuse et mobile. Il y a une certaine tendance à l'idée fixe; enfin parfois se manifeste une certaine impulsivité : le sujet a des emportements, il se serait une fois ou deux montré menaçant. Mais ce trouble, jusqu'à ce jour, est resté fugace et s'est montré rarement.

En somme le système nerveux de Cé... est profondément troublé. Je ne crois pas à l'existence d'une maladie organique cérébro-spinale, mais j'estime que l'ensemble symptomatique qui vient d'être résumé réalise une forme suffisamment caractérisée d'hystéro-neurasthénie, probablement d'origine traumatique. Il n'y a pas lieu de discuter longuement la question de simulation. L'attitude du sujet, la nature des troubles qu'il présente, la présence chez lui de symptômes objectifs servant de moyens de contrôle, le groupement spécial des symptômes rappelant les observations cliniques connues et ne pouvant être inventés, permettent de rejeter la simulation.

J'estime en conséquence que Cé... est réellement atteint de troubles mentaux. Il est évident d'autre part que, relativement aux faits dont il est inculpé et aux détournements dont on l'accuse, ces détournements pouvant être le résultat d'erreurs de calcul, les troubles mentaux en question et notamment l'amnésie, atténuent considérablement sa responsabilité.

D'où je déduis les conclusions suivantes :

1° Le nommé Cé. C... est atteint d'hystéro-neurasthénie avec troubles mentaux où prédomine l'affaiblissement des facultés intellectuelles et surtout de la mémoire;

2° En ce qui concerne le délit dont il est inculpé, sa responsabilité est considérablement atténuée.

Lyon, le 21 juillet 1897.

Signé : Dr Boyer.

. . .

Que penser de ce comptable inculpé d'abus de confiance et qui, dans ses écritures, commet des soi-disant faux *à son désavantage!* C'est un déséquilibré, un infirme psychique, un paralytique général à bref délai. Nous ne savons quand il deviendra l'hôte des asiles, mais il est à jamais perdu pour la société. Nous pouvons en dire autant pour les dégénérés : le moindre traumatisme réveille leur tare nerveuse et les conduit parfois jusqu'au suicide. Bien plus, le traitement n'amène généralement pas d'améliorations, et la névrose « dure aussi longtemps que les patients eux-mêmes » (1).

Après cette vue d'ensemble sur les différentes formes de la névrose traumatique, névrose émotivo-postaccidentelle, puisque l'émotion et la frayeur en sont les principaux facteurs, nous savons combien la marche, la durée et le pronostic de la maladie sont variables. Quel est alors le rôle du médecin-expert chargé par le magistrat de procéder à un examen consciencieux de la victime d'un accident? Cette « affection d'allure extrêmement capricieuse ne se soumettant à aucune loi définie (2) » impose la réserve du pronostic.

« Les cas de névrose traumatique, dit M. Guillemaud, sont d'autant moins graves qu'ils sont moins complexes; mais les cas avérés d'hystéro-neurasthénie traumatique qui présentent cette complexité à un haut degré, ne guérissent presque jamais. Le plus souvent, la vie du malade n'est pas directement menacée, mais elle lui est devenue à charge ainsi qu'à sa famille. » Cette appréciation est conforme à la réalité des faits,

(1) Arndt : *in* Bouveret, la *neurasthénie*.

(2) Fabre, *loc. cit.*

et nous ne croyons pas, avec Page et M. Blum, que le retour à la santé soit la règle : les symptômes *procéduriers* peuvent seuls faire porter un pronostic favorable.

Ce n'est point à la légère que le médecin-expert doit se prononcer, ni après un simple examen. S'il y a simulation ou exagération, des visites successives, d'une certaine durée, deux heures environ, permettront de déjouer les calculs : certains symptômes, le rétrécissement du champ visuel, les anomalies psychiques, les troubles de la sensibilité, l'hémianesthésie ne peuvent être simulés même par l'initié le plus ingénieux. « D'un examen long et minutieux, dit M. Bouveret, on peut déduire des probabilités : » il ne faut donc émettre un avis définitif que plusieurs semaines et même plusieurs mois après l'examen incriminé.

Cette réserve du pronostic impose au médecin-expert le devoir de suivre attentivement la marche et les diverses manifestations de la névrose, de les apprécier à leur juste valeur pour conclure définitivement après un laps de temps plus ou moins éloigné. Mais comment faire lorsque les magistrats, en présence d'un procès que les parties en cause cherchent à terminer le plus rapidement possible, demandent au médecin de formuler nettement des conclusions ? L'expert, nous le croyons, doit toujours s'abstenir de conclure hâtivement, et ne rien présager pour l'avenir. Il doit demander aux Tribunaux de fixer des *indemnités provisionnelles* pour subvenir à l'existence de l'individu incapable de tout travail, et chez lequel l'accident, le traumatisme, a développé la névrose sans aucun doute, après enquête sérieuse. De cette façon, pas d'exploitation possible, pas de gros dommages-intérêts à espérer si le malade s'achemine vers la guérison assurée. Le médecin est l'auxiliaire indispensable du magistrat. En ne concluant pas *à priori*, et en pratiquant des examens successifs et inattendus de la part de la victime, il permettra à la justice de ne pas s'égarer, ni de se laisser influencer. Grâce à l'expert, on établira l'*incapacité vraie* et le *dommage réel* à réparer.

CONCLUSIONS

1° Le traumatisme, quelle que soit son intensité, provoque des phénomènes nerveux d'où résulte l'affection appelé hystéro-traumatisme, hystéro-neurasthénie traumatique, ou névrose traumatique.

2° Ce n'est point le shock matériel seul qui est la cause de l'état névropathique de la victime, mais le plus souvent le shock mental (surprise et frayeur). Donc, habituellement, pas de lésions encéphaliques ou médullaires, mais un trouble fonctionnel purement dynamique, *sine materiâ*.

4° En conséquence, il faut laisser, dans la définition de la maladie, une part prépondérante à l'élément *psychique*. D'où le nom de névrose émotivo-postaccidentelle que nous proposons, termes impliquant à la fois la connaissance de la cause et de la nature de l'affection.

4° Par sa symptomatologie, cette névrose a des caractères communs avec l'hystérie et la neurasthénie ; mais les troubles mentaux sont trop accentués pour ne dépendre que de ces deux névroses. C'est donc une entité morbide distincte.

5° La diversité des symptômes, la prédominance des troubles psychiques nécessitent, du médecin expert, un examen minutieux et méthodique pour découvrir, si elles existent, la simulation et l'exagération.

Le *rétrécissement du champ visuel* est un des signes objectifs qui permettent de préciser le diagnostic.

6° Le point délicat est de formuler un pronostic, car, souvent, les traumatisés restent de véritables *infirmes psychiques*.

7° Quoi qu'il en soit, le médecin expert ne doit rien affirmer sans preuves, ni rejeter de parti pris les assertions du malade.

8° En présence d'un cas de *névrose émotivo-post-accidentelle*, il est indispensable de suivre la marche de l'affection et, pour ce, demander aux Tribunaux de fixer des *indemnités provisionnelles, temporaires*, permettant ainsi au médecin de ne pas conclure *à priori*, mais d'établir, dans un délai plus ou moins long, l'incapacité vraie et le dommage à réparer.

INDEX BIBLIOGRAPHIQUE

ERICHSEN. — *On railway and other injuries*, Londres, 1866.

PAGE. — *Injuries of the spine and spinal cord without apparent mechanical lesion, and nervous shock*, Londres, 1885.

OPPENHEIM. — *Die traumatische Neurosen*, Berlin, 1889.

OPPENHEIM. — *Simulation dans les névroses traumatiques*, Berlin, 1891.

STRÜMPELL. — *Berlin. Klein. Wochens*, 1888.

ARNDT. — *Ein fall von vesania typica legitima vera completa hysteria*, Griefswald, 1896.

PUTNAM. — *The medico-legal signifiance*, Am. Journ. of neuroly and psychiatrie, août 1894.

WESTPHAL. — *Charité-Annalen*, tome V.

DODD. — *Traumatic hysteria*, 1888.

G. GUINON. — *Les agents provocateurs de l'hystérie*, Th. de Paris, 1889.

VIBERT. — *Etude sur les accidents de chemin de fer*, 1888.

Pr LACASSAGNE. — *Traité de médecine légale*, 1886.

— *Congrès international de médecine légale*, Paris, 1889.

BERBEZ. — *Hystérie et traumatisme*, Paris, 1887.

GILLES DE LA TOURETTE. — *Traité de l'hystérie*, Paris, 1891.

CHARCOT. — *Clinique des maladies du système nerveux*, T. I. 2e, 6e et 18e leçons, Paris, 1890.

GUILLEMAUD. — *Des accidents de chemins de fer et de leurs conséquences médico-judiciaires*, Th. de Lyon, 1891.

BRISSAUD. — *Les hystéries provoquées*, Paris, 1889.

BOUVERET. — *La neurasthénie*, 1891.

Blum. — *De l'hystéro-neurasthénie traumatique*, Paris, 1893.

J. Fabre. — *De l'hystéro-neurasthénie traumatique, devant la loi, dans les accidents de chemin de fer*, Paris, 1893.

Rougier. — *De l'hystéro-traumatisme*, Th. de Paris, 1889.

Duplay. — *Leçon sur les traumatismes cérébraux.*

Pierret. — *Leçon sur l'hystéro-traumatisme*, Lyon, 1897.

Legrain. — *Considérations médico-légales sur les troubles fonctionnels consécutifs aux traumatismes*, Annales d'hygiène publique, 1895.

Catrin. — *Observation d'hystéro-traumatisme*, Bulletin de la Société médicale des hôpitaux de Paris, novembre 1896.

Haushalter. — *Suspension dans le traitement de la névrose traumatique*, Progrès médical, 1889.

Grouhel. — *Etude médico-légale des maladies post-traumatiques*, Th. de Lille, 1896.

Gilb. Ballet. — *Psychoses et affections nerveuses*, 1897.

Grasset. — *Leçons sur l'hystéro-traumatisme*, 1887. — *Traité des maladies du système nerveux*, 1893.

Ombredanne. — *Trois cas d'hystéro-traumatisme*, Archives de médecine, novembre 1895.

Sibut. — *Hémianesthésie hystérique traumatique*, France médicale, mars 1897.

Antony et Piussan. — *Un cas d'hystéro-traumatisme*, Journal de médecine de Bordeaux, juin 1897.

Lyon. — Imp. X. Jevain, r. François Dauphin, 18.

www.ingramcontent.com/pod-product-compliance
Ingram Content Group UK Ltd.
Pitfield, Milton Keynes, MK11 3LW, UK
UKHW021635260726
13994UKWH00003B/1196

9 782329 386843